MÉMOIRE

SUR UN CAS DE

LUXATION TRAUMATIQUE

DE LA SECONDE VERTÈBRE CERVICALE,

DATANT DE SEPT MOIS,

ET RÉDUITE PAR UNE MÉTHODE PARTICULIÈRE.

NEUVIÈME MÉMOIRE

SUR LES DIFFORMITÉS DU SYSTÈME OSSEUX.

SÉRIE DE MÉMOIRES

SUR LES DIFFORMITÉS DU SYSTÈME OSSEUX,

Par le Docteur Jules Guérin.

PREMIER MÉMOIRE. — MÉMOIRE SUR L'EXTENSION SIGMOÏDE ET LA FLEXION DANS LE TRAITEMENT DES DÉVIATIONS LATÉRALES DE L'ÉPINE; lu à l'Académie royale de Médecine, le 15 novembre 1835; in-8°, avec planches. — Prix. . . . . 2 fr.

DEUXIÈME MÉMOIRE. — MÉMOIRE SUR LES MOYENS DE DISTINGUER LES DÉVIATIONS SIMULÉES DE LA COLONNE VERTÉBRALE DES DÉVIATIONS PATHOLOGIQUES; présenté à l'Académie royale de Médecine, le 2 juin 1836; précédé de trois Rapports faits à l'Académie sur ce mémoire; in-8°; avec planches. — Prix. . . . . 3 fr.

TROISIÈME MÉMOIRE. — MÉMOIRE SUR UNE NOUVELLE MÉTHODE DE TRAITEMENT DU TORTICOLIS ANCIEN; présenté à l'Académie royale des Sciences, le 3 avril 1838; in-8°. — Prix. . . . . . . 2 fr.

QUATRIÈME MÉMOIRE. — MÉMOIRE SUR L'ÉTIOLOGIE GÉNÉRALE DES PIEDS-BOTS CONGÉNITAUX; lu à l'Académie royale de Médecine, le 1er décembre 1838; in-8°. — Prix. . . . . 2 fr.

CINQUIÈME MÉMOIRE. — MÉMOIRE SUR LES VARIÉTÉS ANATOMIQUES DU PIED-BOT CONGÉNITAL DANS LEURS RAPPORTS AVEC LA RÉTRACTION MUSCULAIRE CONVULSIVE; présenté à l'Académie royale des Sciences, le 18 mars 1839; in-8°. — Prix. . . . . . . 2 fr.

SIXIÈME MÉMOIRE. — MÉMOIRE SUR LES CARACTÈRES GÉNÉRAUX DU RACHITISME; lu à l'Académie royale des Sciences, le 17 juillet 1837; in-8°, avec planches. — Prix. . . . . 2 fr.

SEPTIÈME MÉMOIRE. — VUES GÉNÉRALES SUR L'ÉTUDE SCIENTIFIQUE ET PRATIQUE DES DIFFORMITÉS DU SYSTÈME OSSEUX, exposées à l'ouverture des conférences cliniques sur les difformités, à l'hôpital des Enfans de Paris; suivies du RÉSUMÉ GÉNÉRAL DE LA PREMIÈRE SÉRIE DES CONFÉRENCES CLINIQUES. — Prix. . . . . 2 fr.

HUITIÈME MÉMOIRE. — MÉMOIRE SUR L'ÉTIOLOGIE GÉNÉRALE DES DÉVIATIONS LATÉRALES DE L'ÉPINE, PAR RÉTRACTION MUSCULAIRE ACTIVE; lu à l'Académie royale des Sciences, le 23 septembre 1839; in-8°. — Prix. . . . . 2 fr.

NEUVIÈME MÉMOIRE. — MÉMOIRE SUR UN CAS DE LUXATION TRAUMAMATIQUE DE LA SECONDE VERTÈBRE CERVICALE, DATANT DE SEPT MOIS, ET RÉDUITE PAR UNE MÉTHODE PARTICULIÈRE; in-8°, avec planches. — Prix. . . . . 1 fr. 50 c.

Au bureau de la GAZETTE MÉDICALE, rue Racine, n° 16.

MÉMOIRE

SUR UN CAS DE

LUXATION TRAUMATIQUE

DE LA SECONDE VERTÈBRE CERVICALE,

DATANT DE SEPT MOIS,

ET RÉDUITE PAR UNE MÉTHODE PARTICULIÈRE;

PRÉSENTÉ A L'ACADÉMIE DES SCIENCES LE 1er JUIN 1840;

PAR

LE DOCTEUR JULES GUÉRIN,

DIRECTEUR DE L'INSTITUT ORTHOPÉDIQUE DE LA MUETTE, CHARGÉ DU SERVICE SPÉCIAL
DES DIFFORMITÉS A L'HOPITAL DES ENFANS MALADES DE PARIS.

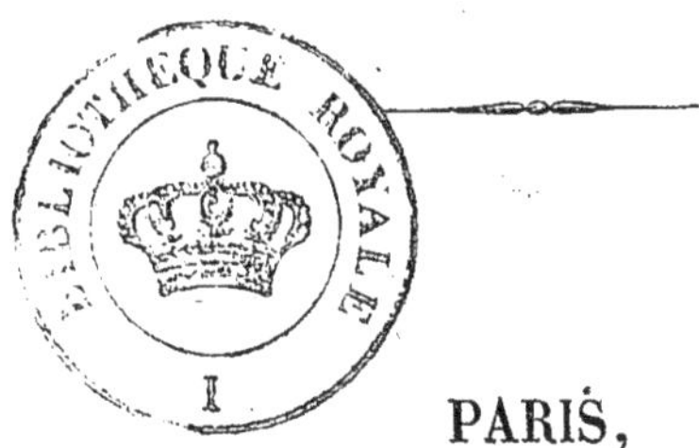

PARIS,

AU BUREAU DE LA GAZETTE MÉDICALE,

RUE RACINE, N° 16, PRÈS DE L'ODÉON.

1840.

IMPRIMERIE ET LITHOGRAPHIE DE FÉLIX MALTESTE ET Cᵉ,
Rue des Deux-Portes-Saint-Sauveur, 18.

MÉMOIRE

SUR UN CAS DE

LUXATION TRAUMATIQUE

DE LA SECONDE VERTÈBRE CERVICALE,

DATANT DE SEPT MOIS,

ET RÉDUITE PAR UNE MÉTHODE PARTICULIÈRE.

L'histoire des luxations traumatiques des vertèbres, et en particulier des premières vertèbres cervicales, est encore entourée d'une grande obscurité. Les observations consignées dans la science sont aussi vagues qu'incomplètes. La description générale se ressent de l'insuffisance des faits particuliers. On sait à peine quelles sortes de déplacemens peuvent subir les vertèbres ; loin qu'il existe de détermination précise des espèces et des variétés de ces déplacemens, c'est à peine si l'on a donné les caractères propres à faire distinguer les luxations des fractures. Le cas particulier que j'ai à faire connaître ne suffit pas pour établir les bases de cette distinction ; mais il peut servir à montrer la précision qu'il est indispensable d'apporter dans la détermination des cas particuliers, si l'on veut arriver à constituer une histoire rigoureusement expérimentale de cet ordre de lésions et du traitement qui leur convient. L'observation qu'on va lire n'est donc qu'un document de cette histoire ; elle n'a d'autre but que d'offrir un exemple bien déterminé d'une certaine variété de luxation traumatique de la seconde vertèbre cervicale, d'indiquer ses caractères, son mécanisme de production, et le traitement qui doit lui être appliqué.

Obs. — Amélie L..., âgée de 10 ans et demi, est née à Saint-Quentin, de parens bien portans. Elle a trois frères qui se portent bien également. Avant l'accident qui a occasioné sa difformité, mademoiselle Amélie avait joui d'une bonne santé, sauf quelques maladies d'enfance. Elle est d'une constitution assez délicate, tempérament lymphatico-nerveux, yeux bruns, cheveux blonds, peau blanche avec éphélides.

Le 23 mai 1839, elle fit une chute de sa hauteur, le menton portant sur un pavé. Le résultat immédiat de cette chute fut une plaie contuse au menton, très douloureuse. Les souvenirs de la petite malade ne sont pas assez précis pour permettre d'établir si l'accident a été immédiatement suivi de douleurs dans le cou. Il se pourrait, du reste, que cette dernière eût été masquée par la violence de celle du menton. Ce ne fut que le surlendemain de l'accident que le cou devint douloureux. Il paraît que dans la même journée la tête commença à s'incliner à gauche et à tourner à droite. Cette douleur fut excessivement vive pendant deux jours ; elle partait de la région cervicale supérieure de la colonne et s'irradiait dans les parties molles du cou, principalement dans les muscles du côté gauche de la nuque. La difformité, suivant d'abord une marche lente et progressive, paraît avoir augmenté tout d'un coup à un point considérable le cinquième jour de l'accident, et la douleur s'est calmée.

On a cherché à combattre les premiers accidens à l'aide de moyens antiphlogistiques, sangsues, cataplasmes, diète, repos. On a fait des frictions avec une pommade narcotique. Plus tard on a tenté, mais sans succès, de redresser la tête avec les mains et de la maintenir droite avec des bandages.

Après cinq mois d'essais inutiles, la famille vint soumettre la petite Amélie à l'examen de plusieurs chirurgiens de la capitale. MM. Marjolin, Sanson et Bouvier, consultés séparément, donnèrent leur opinion par écrit. MM. Marjolin et Bouvier reconnurent la luxation, quoique dans un sens différent ; ils s'accordèrent à rejeter toute espèce de tentative de réduction, la déclarant inutile et dangereuse. M. Sanson n'a pas été aussi explicite sur la nature de la lésion ; il a trouvé le cas embarrassant ; mais il a conseillé de tenter les moyens orthopédiques. Voici, du reste, les consultations de ces trois praticiens : comme elles doivent être invoquées dans la discussion à laquelle nous nous livrerons, nous nous faisons un devoir de les reproduire textuellement.

CONSULTATION DE M. MARJOLIN.

J'ai examiné Mademoiselle A.

Le visage est tourné du côté droit. Le côté droit du cou paraît plus court que le côté gauche.

L'apophyse épineuse de la seconde vertèbre n'est plus située sur la ligne médiane ; elle est placée à 6 à 8 lignes à droite de cette ligne médiane, et fait une saillie considérable.

Tout le côté droit de la poitrine est rétréci, et la respiration de ce côté est plus faible qu'à gauche.

Il y a lieu de penser que la seconde vertèbre du cou a éprouvé une luxation, soit immédiatement par l'effet de la chute, soit consécutivement à cette chute, et je crains, par conséquent, qu'on ne puisse pas remédier au torticolis, soit par les moyens orthopédiques, soit par la section du muscle sterno-mastoïdien.

Comme le cas qui nous occupe présente des difficultés de diagnostic, il conviendra de faire encore examiner la jeune demoiselle par le docteur Bouvier, rue Basse-Saint-Pierre, 14, à Chaillot.

La légère incurvation que présente la colonne épinière dans les régions dorsale et lombaire est de peu d'importance, et je pense qu'il faudrait se borner pour y remédier à faire suivre un régime fortifiant, et à faire exercer le bras droit beaucoup plus que le gauche.

Le rétrécissement du côté droit de la poitrine a peut-être eu pour cause une pleurésie latente, suivie d'épanchement actuellement résorbé.

Si M. Bouvier pense comme moi, qu'il y a eu luxation de la seconde vertèbre, il sera prudent de s'abstenir de toute tentative de réduction.

On continuera d'ailleurs de faire coucher la jeune personne sur le dos, comme le recommande madame sa mère.

Paris, 12 septembre 1839.

> Signé MARJOLIN.

CONSULTATION DE M. BOUVIER.

Mademoiselle Amélie L., 10 ans.

Je pense, comme M. le professeur Marjolin, qu'il n'existe aucune contracture musculaire et qu'on ne peut par conséquent remédier au torticolis par aucune opération. La cause de la déviation de la tête résulte d'un déplacement lent de la deuxième ou troisième vertèbre cervicale, dont les apophyses transverses font saillie en arrière, et probablement aussi d'un affaissement du côté opposé des vertèbres.

Cet état ne pourrait être traité sans danger par les moyens orthopédiques. Je conseille, en conséquence, de se borner à soutenir le cou avec un col de carton, si le poids de la tête devient incommode, et surtout de reposer souvent mademoiselle A. sur un plan horizontal.

Paris, 12 septembre 1839.

> Signé Docteur BOUVIER.

CONSULTATION DE M. SANSON.

Le diagnostic de l'affection que présente mademoiselle A. me paraît embarrassant. En effet, d'un côté, il y a des courbures alternatives du rachis comme dans le rachitisme.

De l'autre, il y a torsion du col et inclinaison de la tête comme dans le torticolis ou dans certaines luxations des apophyses épineuses des vertèbres supérieures.

Je ne trouve pas la tension rigide des muscles qui déterminent ordinairement le torticolis, bien que, au dire de la malade, ces muscles aient été douloureux pendant les premiers jours qui ont suivi l'accident.

Je trouve une saillie considérable, avec déplacement de l'apophyse épineuse de l'axis.

9

En définitive,

La nature de la cause, la promptitude avec laquelle la tête s'est déviée après la chute, la saillie brusque que forme l'apophyse épineuse de la deuxième vertèbre, non dans la fosssette sous-occipitale, mais à droite de cette fossette, tandis que la tête est inclinée à gauche, sans tension des muscles ; la difficulté et même l'impossibilité des mouvemens de rotation de la tête ; toutes ces circonstances me font pencher vers l'opinion qu'il s'agit ici plutôt d'une luxation incomplète des vertèbres supérieures, que d'un torticolis ordinaire ou d'une courbure rachitique de la colonne épinière.

Je pense pourtant que vu l'obscurité du diagnostic, on pourrait sans inconvénient essayer des moyens mécaniques de redressement, dirigés avec circonspection.

5 novembre 1839.

Signé L. Sanson.

Six semaines plus tard la petite Amélie fut amenée à ma consultation. Je constatai la luxation et donnai sur sa réductibilité une opinion contraire à celle de MM. Marjolin et Bouvier. Me trouvant en opposition avec une autorité aussi grave que celle de M. Marjolin, et une opinion aussi spéciale que celle de M. Bouvier, je provoquai une consultation où j'exposerais mes motifs avant d'entreprendre le traitement. M. Lisfranc fut prié de s'adjoindre au médecin de la famille : tous deux partagèrent mon opinion sur la nature de la lésion et sur l'opportunité et l'innocuité d'une tentative de réduction lente et graduelle.

Voici l'état de la malade le 15 novembre 1839, c'est-à-dire près de six mois après sa chute.

Elle présente une luxation de la deuxième vertèbre cervicale sur la troisième accompagnée des caractères suivans :

1° Inclinaison de la tête à gauche avec rotation à droite ;

2° Inclinaison cervico-dorsale en sens inverse de l'inclinaison de la tête, et par suite, transport de la tête en entier à droite de l'axe du tronc ;

3° Tumeur formée dans la région cervicale postéro-supérieure droite par l'apophyse transverse de l'axis ; dépression sensible du côté opposé de la nuque.

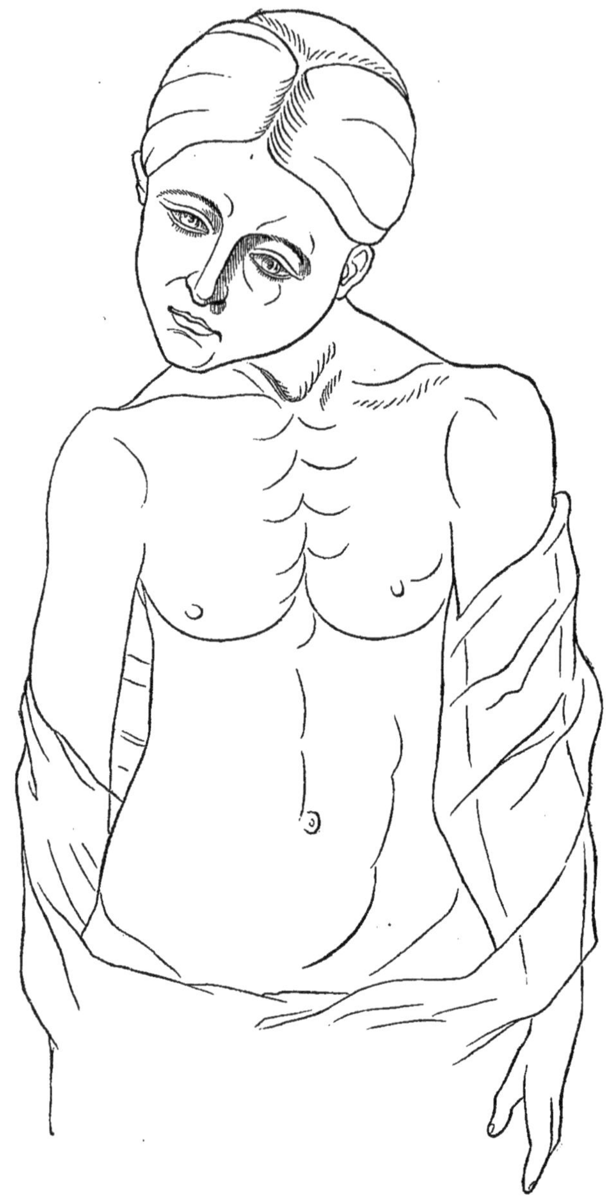

3° Examinée par la face antérieure, la tête offre une inclinaison à gauche, de manière que son axe longitudinal coupe la verticale sous un angle d'environ 25°. Cette inclinaison est accompagnée d'une rotation de la face à droite, telle que, quand on se met vis-à-vis de la face antérieure du tronc, le visage se présente sous un profil de 3/4.

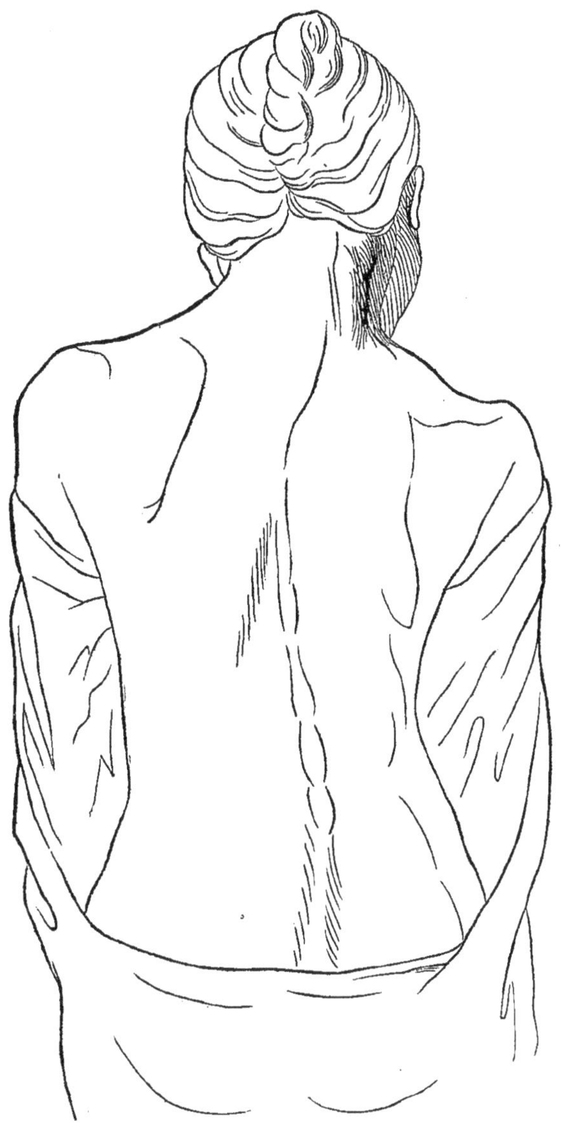

Vue par la face postérieure, la colonne vertébrale offre en outre une déviation latérale à trois courbures, dont les deux inférieures disparaissent par le décubitus sur un plan horizontal; la supérieure, bornée à la région cervicale, est permanente. La courbure inférieure occupe la région lombaire de la colonne: sa convexité est à droite. Elle n'est appréciable que par une saillie de la masse commune droite. La courbure moyenne, appréciable à la direction des apophyses épineuses, a sa convexité à gauche. Elle comprend toute la région dorsale de l'épine et se manifeste par le bombement des côtes gauches et la dépression des côtes droites. Cette courbure est à grand rayon et se perd insensiblement vers la région dorsale supérieure. Dans la région cervico-dorsale on aperçoit et surtout l'on sent par le toucher une inclinaison brusque, à droite, de la région cervicale sur la dorsale. Cette inclinaison est telle que la colonne cervicale forme avec la verticale un angle d'environ 18°. Enfin toutes les vertèbres cervicales concourent à la formation d'une courbure à très petit rayon, convexe à droite, et dont le sommet répond à l'union de la deuxième avec la troisième vertèbre. Cette courbure est accompagnée d'une forte torsion, qui se manifeste par la saillie considérable des muscles du côté droit de la nuque et la dépression de ceux du côté gauche.

Au niveau du sommet de cette courbure et à l'union de la face postérieure du cou avec la face latérale droite (devenue presque postérieure), l'on voit et l'on sent au toucher une tumeur dure, aiguë, formée principalement par l'apophyse transverse droite de l'axis, soulevée en arrière et entraînant dans le même sens les muscles qui la recouvrent. Voici quels m'ont paru être, après un examen minutieux, l'état et les rapports des parties composant la colonne cervicale.

L'inclinaison des vertèbres cervicales n'est pas brusque ; elle fait suite à la courbure moyenne, mais elle est d'un rayon beaucoup plus petit. Quoique la région cervicale offre une courbure extrêmement prononcée, il ne paraît pas y avoir dépression de la moitié gauche des vertèbres. Il n'y a probablement d'autre lésion qu'un tiraillement et une rupture partielle des ligamens qui unissent la deuxième à la troisième vertèbre cervicale, et fracture de l'apophyse articulaire supérieure gauche de cette dernière, car il y a chevauchement évident de l'une sur l'autre, réalisant une rotation qui dépasse de beaucoup les limites permises par les surfaces réciproques, et qu'il serait impossible d'effectuer sans la fracture de l'apophyse indiquée ; cette rotation est de près d'un huitième de cercle (20 degrés environ) ; il n'y a point de symptômes de compression de la moelle ; il faut supposer que le fibro-cartilage, unissant les corps de ces deux vertèbres, a subi une forte distension, sinon une rupture plus ou moins étendue. Cette distension a permis au corps de l'axis de sortir de l'engrenure que présente le corps de la troisième vertèbre, et de se porter un peu à droite. Cette rotation anormale est accompagnée d'une très forte inclinaison de la même vertèbre à gauche et en avant, nouvel indice d'un écrasement de l'apophyse articulaire ; car sans cet écrasement l'inclinaison aurait lieu en sens inverse.

Il est assez facile de sentir par le toucher le sommet de l'apophyse épineuse de l'axis, qui, au lieu d'être dans la même ligne que celles des vertèbres situées au-dessous, est déplacée à gauche et en bas, et correspond au milieu de la gouttière vertébrale de ce côté.

Par suite de l'inclinaison cervico-dorsale, la tête, en totalité, s'est déplacée à droite de l'axe du tronc. Ce déplacement peut être évalué à 3 centimètres.

Les muscles du cou présentent les dispositions suivantes : ceux de la région antérieure superficielle offrent quelques apparences de contracture spasmodique, leur tension ne peut être regardée comme un effet passif des déplacemens de la tête et du cou. Ainsi les sterno et cleïdo-mastoïdiens du côté gauche sont tendus, et ils opposent quelque résistance au soulèvement et au redressement de la tête ; ceux du côté droit sont également tendus, mais leur tension est le résultat de l'allongement qu'ils ont éprouvé par suite du déplacement de la tête en sens inverse de leur action. Les scalènes paraissent être intervenus plus directement dans la production de la difformité consécutive, du moins ceux du côté droit, qui sont fortement contracturés, durs au toucher et difficiles à étendre. Ils paraissent être les principaux agens de l'inclinaison cervico-dorsale à droite. Les trapèzes ne paraissent être affectés que d'une manière passive; par suite de l'inclinaison du cou, leurs fibres cervicales ont éprouvé des changemens de direction. Celles du trapèze gauche sont presque horizontales; celles du trapèze droit se rapprochent davantage de la verticale. Les splenius et grands complexus contribuent à la difformité d'une manière un peu plus active. A droite, ils sont soulevés en arrière, surtout le complexus ; leur tension est assez forte, mais elle paraît être passive; à gauche, ils sont déprimés, mais encore plus tendus qu'à droite. Ils forment la corde de la courbure cervicale. Il est impossible d'explorer l'état et la disposition des transversaires épineux cervicaux, des petits obliques postérieurs et de plusieurs autres petits muscles antérieurs et latéraux ; mais il me paraît évident que quelques-uns d'entre eux sont la cause active du déplacement de la deuxième vertèbre.

M'étant assuré, par les diverses circonstances de l'accident et de ses suites, qu'il s'agissait bien d'une luxation traumatique et musculaire de la deuxième vertèbre sur la troisième, je songeai à tenter la réduction de cette luxation. Il me parut possible, par les motifs que j'énoncerai ci-après, d'employer pour cette réduction le procédé inverse à celui que la nature avait mis en œuvre pour la produire. La luxation s'était effectuée consécutivement à la distension des ligamens et à la rupture des surfaces articulaires, sous l'influence de la contracture spasmodique des muscles du côté gauche du cou. Je pensai qu'en plaçant la colonne cervicale et la tête dans une condition où les muscles opposés à ceux qui avaient effectué la luxation agiraient à leur tour d'une manière plus active, je pourrais, par leur concours, ramener la vertèbre luxée dans sa situation normale. Pour cela, il fallait d'abord vaincre le spasme des muscles contracturés ; je remplis cette première indication au moyen de frictions avec la pommade stibiée, sur le côté gauche du col, et par des extensions accompagnées de massage et de percussion des muscles contracturés. Après quelques jours de cet essai, l'inclinaison de la tête avait diminué des trois quarts, bien que le déplacement en arrière de la seconde vertébre fût resté le même. Ce premier résultat ne fit que me confirmer dans l'idée que la contracture musculaire avait bien été la cause mécanique de la luxation ; car les efforts de distension occasionnaient d'une part une douleur assez vive, et, de l'autre, les muscles opposaient une grande résistance au redressement de la tête. Toutefois, après cinq à six jours de cette pratique, j'avais rempli à peu près complètement la première indication : j'avais redressé la tête. Restait la seconde, c'est-à-dire le replacement de la vertèbre luxée. Cette seconde partie du traitement fut réalisée de la manière suivante :

Les épaules de l'enfant étant maintenues fixes et parfaitement horizontales, je tirai de mes deux mains sur la partie moyenne et saillante du col, de droite à gauche, et dans le sens horizontal, pendant qu'un aide tenait la tête soulevée et lui imprimait un mouvement de rotation de droite à gauche. Cette manœuvre avait pour effet de soulever la colonne cervicale inclinée à droite, et d'éloigner, par son transport à gauche, les points d'insertions supérieures du trapèze, des scalènes, et de l'angulaire de l'omoplate, et d'exercer ainsi des tractions sur ces points. Dès la première tentative, j'observai un degré marqué d'affaissement de la saillie produite par l'apophyse transverse de la seconde vertèbre. Je continuai la même pratique trois fois le jour ; dans les intervalles, je plaçai le sujet sur le lit à extension et à inclinaison que j'emploie dans le traitement du torticolis. Au bout de huit jours de ce traitement, la vertèbre pouvait reprendre sa situation normale ; mais elle ne la gardait pas entièrement. Après chaque séance, la saillie osseuse était presque entièrement effacée ; mais, sous l'influence de la contracture musculaire, elle reparaissait bientôt, toutefois de moins en moins prononcée. Cette circonstance, qui tenait sans doute à la fracture de l'apophyse articulaire du côté gauche et à l'allongement considérable de la capsule articulaire et des ligamens environnans, me paraissait reproduire nécessairement sous mes yeux, quoique à un très faible degré, le mécanisme à l'aide duquel la luxation avait été produite la première fois.

Le traitement consécutif consista dans l'application d'un bandage analogue à celui que j'emploie contre le torticolis ancien après la section des muscles : coiffe et rubans de fil permettant de tenir la tête obliquement en sens inverse de son inclinaison et de sa rotation pathologiques, et courroie appliquée obliquement en sens inverse sur la colonne cervicale, destinée à combattre l'inclinaison de cette dernière.

Le redressement de la tête et le maintien en place de la vertèbre réduite ne devinrent complets qu'après trois mois de ce traitement. Pendant cet intervalle et même après la guérison, on observait encore dans les sterno et cleïdo-mastoïdiens, dans le scalène gauche, quelques apparences de contracture, légers indices de la véritable origine de la luxation.

La figure suivante montre l'état du sujet après la réduction devenue permanente.

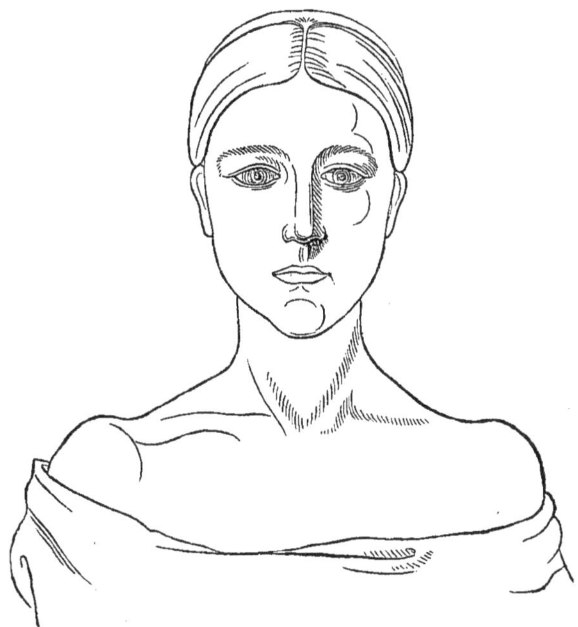

Aujourd'hui, cinq mois après le commencement du traitement, deux mois depuis la guérison, les parties sont restées dans leurs rapports normaux, et la tête et le col exécutent, à très peu de chose près, leurs mouvemens habituels ; il n'y a qu'un peu de gêne dans la rotation de la tête à gauche, produite par un reste de raccourcissement du sterno-mastoïdien. Il existe aussi une très légère prédominance de saillie du côté droit sur le côté gauche de la nuque, résultant d'un faible reste de soulèvement de l'apophyse transverse droite de la vertèbre luxée.

Ce cas intéressant sous beaucoup de rapports ayant donné lieu à des interprétations différentes, quant à la nature et aux caractères de la lésion, et à des prescriptions tout à fait opposées quant à son traitement, il m'a paru utile de fixer, à son occasion, les points litigieux qu'il a soulevés, et de faire connaître ainsi les motifs de mes déterminations. Ces différens points peuvent se résumer dans les questions suivantes :

1° Y avait-il réellement luxation de la seconde vertèbre sur la troisième, et cette luxation consistait-elle dans une rotation pathologique de la vertèbre sur son axe, de droite à gauche et d'avant en arrière, ou bien dans un mouvement inverse comme l'ont exprimé MM. Marjolin et Sanson dans leurs consultations ?

2° Quels sont les caractères et les agens principaux et auxiliaires de cette luxation ?

3° Faut-il toujours en tenter la réduction, et cette réduction est-elle susceptible d'inconvéniens, et par quels procédés faut-il l'effectuer ?

Première question. — Y avait-il réellement luxation de la seconde vertèbre sur la troisième, c'est-à-dire déplacement dans le sens horizontal, et suivant l'axe de l'épine, de droite à gauche et d'arrière en avant, comme l'ont dit MM. Marjolin et Sanson ? Et d'abord il y avait luxation, c'est-à-dire séparation des surfaces articulaires dont la droite était soulevée en arrière et la gauche refoulée en avant, au-delà de la facette articulaire de la troisième vertèbre cervicale. L'existence de ce fait résulte évidemment de la mobilité anormale de la vertèbre, des rapports de ses parties avec les parties environnantes, et des changemens que son déplacement a imprimés consécutivement au col et à la tête. La vertèbre

était anormalement mobile; en effet l'on pouvait en déprimant la saillie osseuse formée au côté droit de la nuque par le soulèvement de l'apophyse transverse, imprimer à l'axis un mouvement de ballottement assez étendu. Par cette manœuvre on reportait en arrière son apophyse épineuse, précédemment enfoncée dans les chairs; seulement on ne parvenait point ni à fixer la vertèbre dans sa position nouvelle, ni a ramener son apophyse transverse gauche au niveau de celle du côté opposé. Le déplacement avait bien lieu suivant l'axe de la colonne, car la dépression du côté gauche de la nuque était proportionnelle à la saillie du côté droit, c'est-à-dire que les deux apophyses transverses représentaient deux rayons d'égale longueur, ayant le même centre et ayant décrit en sens inverse des arcs de cercle de même étendue. Le mouvement circulaire de la vertèbre avait bien eu lieu dans le sens que j'indique; car s'il avait eu lieu dans le sens contraire, ainsi que l'ont pensé MM. Marjolin et Sanson, lorsqu'ils ont dit que la tumeur osseuse du côté droit de la nuque était formée par l'apophyse épineuse déviée de ce côté, le côté gauche aurait dû être saillant par suite du soulèvement en arrière de l'apophyse transverse correspondante; car il n'est pas possible de concevoir une déviation de l'apophyse épineuse à droite, par suite de la rotation de la vertèbre sur son axe, sans un mouvement proportionnel de son apophyse tranverse. Or il y avait dépression du côté gauche de la nuque, résultant du refoulement en avant des parties osseuses et des muscles qui les recouvrent.

La configuration des parties ne permet donc aucun doute à l'égard du déplacement en avant de l'apophyse transverse gauche de l'axis, et du déplacement en arrière de l'apophyse transverse droite. Le traitement a, du reste, complété l'évidence de cette démonstration. Ajoutons encore que la direction de la tête qui avait subi un mouvement de rotation de gauche à droite, et d'inclinaison en avant et à gauche, ne pouvait s'accorder qu'avec un déplacement dans un sens corrélatif de la vertèbre luxée. Si la vertèbre avait tourné de droite à gauche et d'arrière en avant, suivant l'opinion de MM. Marjolin et Sanson, la tête aurait été entraînée dans la même direction et la face eût regardé à gauche.

Deuxième question. — Les caractères de la variété de luxation dont il s'agit ressortent directement de ce que j'ai dit plus haut, à savoir : tumeur osseuse au côté gauche ou droit de la nuque, suivant le sens dans lequel s'effectue la luxation, et dépression proportionnelle du côté opposé ; soulèvement et dépression corrélative des muscles de la gouttière cervicale ; mobilité plus ou moins grande de la vertèbre, appréciable surtout par la dépressibilité de l'apophyse transverse et la variabilité des reliefs différens des deux côtés de la nuque ; dépression marquée sans tension musculaire appréciable à l'union de la face postérieure et latérale du cou du côté du déplacement en avant de la vertèbre ; inclinaison de la tête dans le même sens et rotation de la face du côté opposé ; enfin impossibilité de mouvement de la tête et du col sans obstacle marqué de la part des muscles compris dans la concavité des courbures et des angles décrits par la tête et le col.

Les agens principaux de cette luxation sont de toute évidence les muscles qui s'insèrent à la vertèbre déplacée ; la violence extérieure a préparé le déplacement en rompant les capsules articulaires et les ligamens, et la contracture musculaire ne rencontrant plus de résistance a complété ce déplacement. Il a fallu une autre circonstance : la fracture du rebord antérieur de l'apophyse articulaire supérieure gauche de la troisième vertèbre cervicale ou la fracture du rebord de l'apophyse correspondante de la vertèbre luxée elle-même ; car les deux facettes articulaires, se rencontrant obliquement, n'auraient pu glisser l'une sur l'autre sans se fracturer, à moins que l'apophyse transverse de la seconde vertèbre ne se fût soulevée d'une quantité suffisante pour que la facette articulaire pût glisser en avant de la facette articulaire de la troisième cervicale, soulèvement qui eût entraîné une inclinaison de la tête du côté opposé. Avec ces trois élémens, déchirure de l'appareil ligamenteux, fracture de l'une ou de l'autre des deux apophyses articulaires et peut-être contracture des muscles correspondans, on peut très bien se rendre compte du mécanisme de cette luxation de la manière suivante : la tête étant maintenue fixée par les sterno et cléido-mastoïdiens et les autres muscles antérieurs et latéraux du col, l'action combinée des faisceaux transversaires épineux gauches et grand oblique postérieur, qui s'insèrent à l'apophyse épineuse de la deuxième cervicale, ont produit, par la résultante de leur action, une traction directe sur l'apophyse épineuse de l'axis et l'ont entraînée à gauche, d'où le soulèvement de l'apophyse transverse droite et la projection en avant de la gauche. Il est inutile d'ajouter que pour que ce résultat ait pu être produit, il a fallu que tout l'appareil ligamenteux qui unit la seconde vertèbre à la troisième ait subi une distension et une déchirure suffisante, que le fibro-cartilage et la capsule articulaire droites aussi bien que les gauches aient subi la même violence.

Le mode de déplacement de la vertèbre, rotation sur l'axe de l'épine, explique bien l'absence de tout symptôme de compression et de distension de la moelle. Les rapports du canal rachidien avec cette dernière sont restés les mêmes, du moins rapports de centre à circonférence. Il n'y a eu qu'une légère torsion des méninges et torsion plus faible encore de la moelle par le moyen des origines des nerfs qui lui font suivre à un moindre degré les mouvemens de rotation de la colonne.

Troisième question. — L'expérience d'un seul cas ne suffirait pas à établir en règle générale qu'il faut toujours tenter la réduction de la variété de luxation décrite dans ce mémoire; mais la connaissance détaillée des circonstances qui l'accompagnent et la certitude que ces circonstances ne peuvent pas entraîner les accidens inhérens à la réduction de quelques autres variétés de luxations, surtout quand on a recours à la méthode que j'ai employée, permettent, je pense, de se prononcer d'une manière absolue pour la réduction. Quelles sont en effet les causes qui s'opposent à cette pratique? La crainte d'une compression ou d'une distension graves de la moelle; mais l'un et l'autre de ces résultats ne peuvent arriver qu'à la condition : 1° que par la réduction, l'axe de la vertèbre luxée ne se retrouve plus dans l'axe du canal rachidien; 2° que la tentative de réduction amène un allongement sensible de la moelle, par suite de la disjonction, suivant le sens vertical, de la vertèbre luxée, de celle qui la suit. Or le mouvement décrit par la vertèbre réduite est un mouvement circulaire et horizontal : circulaire autour de la moelle comme centre, et horizontal sur le plan occupé par la vertèbre avant, pendant et après la réduction. Ajoutons que si les conditions n'étaient pas aussi absolument favorables que nous les indiquons, la méthode de réduction, les tractions musculaires lentes et graduées, compenseraient ce qui pourrait rester de chances moins rigoureusement favorables.

FIN.

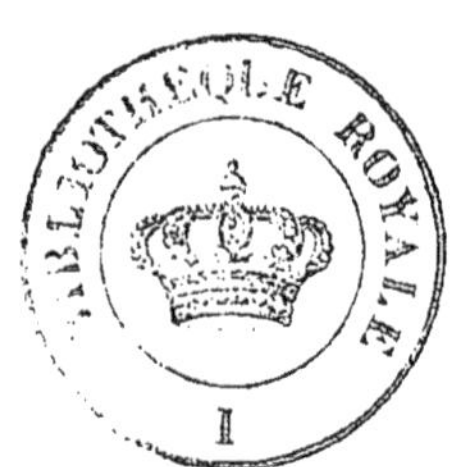